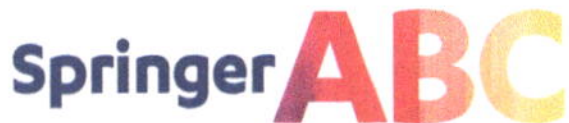

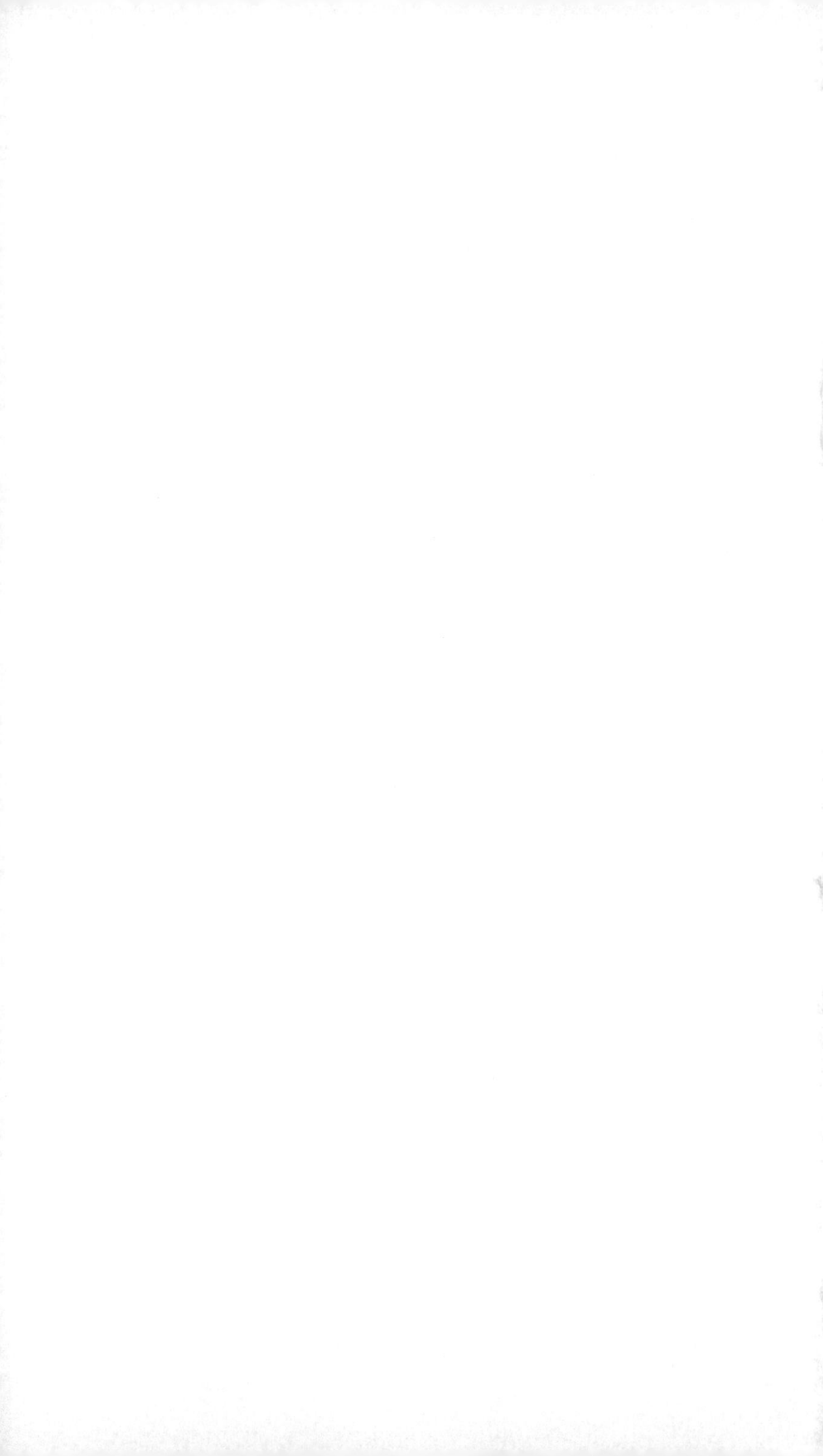

Emanuele Neri · Silvio Mazziotti

Il Dentascan

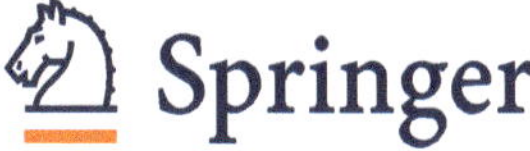

Emanuele Neri
Radiologia Diagnostica e Interventistica
Università di Pisa
Pisa

Silvio Mazziotti
Dipartimento di Scienze Radiologiche
Università degli Studi di Messina
Messina

Serie Springer ABC a cura di
Daniele Regge
Direzione Operativa di Radiodiagnostica
Istituto per la Ricerca e la Cura del Cancro (IRCC)
Candiolo (TO)

ISSN 2240-7308

ISBN 978-88-470-2738-1   ISBN 978-88-470-2739-8 (eBook)

DOI 10.1007/978-88-470-2739-8

9 8 7 6 5 4 3 2 1   2012   2013   2014

Layout copertina: Ikona S.r.l., Milano

Impaginazione: Ikona S.r.l., Milano

Springer-Verlag Italia S.r.l., Via Decembrio 28, I-20137 Milano
Springer fa parte di Springer Science+Business Media (www.springer.com)

Prefazione

La tomografia computerizzata (TC) *multistrato fan beam* e *cone beam* rappresentano le metodiche di scelta nello studio delle arcate dentarie in molte situazioni cliniche. L'esame TC Dentascan, che si caratterizza per una veloce acquisizione del distretto masticatorio, necessita di una fase di post-processing, durante la quale vengono utilizzati software dedicati.

Questo testo si propone di fornire al medico radiologo gli strumenti di base per elaborare un esame TC Dentascan. Partendo da alcune considerazioni di carattere metodologico, necessarie all'esecuzione di un'indagine "allo stato dell'arte", vengono inizialmente esaminati i rilievi di anatomia normale, con particolare riguardo ai punti critici dell'apparato masticatorio. Il cuore del manuale si concentra sulla descrizione della metodologia di elaborazione che viene seguita nel corso della pianificazione pre-implantare, applicazione cardine della TC Dentascan. A completamento della breve trattazione, poi, vengono prese in esame alcune applicazioni più specifiche che risultano comunque frequenti nell'attività diagnostica quotidiana.

L'augurio è che il manuale, volutamente sintetico, possa essere di facile consultazione e di utilità nella pratica clinica.

Maggio 2012

Emanuele Neri
Silvio Mazziotti

Ringraziamenti

Gli autori desiderano ringraziare

il Prof. **Alfredo Blandino** e il Prof. **Giorgio Ascenti**, dell'Università di Messina, per il fondamentale contributo nei capitoli dedicati alla tecnica d'indagine e all'anatomia;

la Dott.ssa **Francesca Cerri** e il Prof. **Davide Caramella**, dell'Università di Pisa, che hanno curato i due capitoli dedicati alla valutazione pre-implantare e alle altre applicazioni del Dentascan.

Indice

Introduzione

Lo studio dell'apparato masticatorio con apparecchiature di tomografia computerizzata (TC), a seconda delle specifiche indicazioni, può essere affrontato sotto due differenti punti di vista: il primo di tipo prevalentemente implantologico e il secondo correlato a situazioni patologiche di ordine infiammatorio, oncologico e traumatologico.

Il successo del trattamento chirurgico implantare è strettamente correlato all'adeguata pianificazione dell'intervento e alla selezione rigorosa dei pazienti. L'impiego di software di ricostruzione delle immagini dedicati alla diagnostica dentale è fondamentalmente diretto all'ottenimento di ricostruzioni coronali oblique perpendicolari all'asse lungo dei mascellari (*cross-sections*) e ricostruzioni simil-panoramiche (*panorex*), entrambe indispensabili nella valutazione preoperatoria del sito implantare, finalizzata a una precisa misurazione del tessuto osseo disponibile e a un'accurata definizione delle strutture anatomiche contigue o di eventuali patologie associate.

I processi patologici di natura flogistica, neoplastica o traumatica possono coinvolgere, oltre le arcate dentarie, anche altre strutture limitrofe d'interesse non esclusivamente odontoiatrico quali le articolazioni temporo-mandibolari, le ghiandole salivari e il cavo orale in genere, richiedendo una valutazione estesa anche al distretto maxillo-facciale e agli spazi del collo. In tali evenienze è di tutta evidenza come l'utilizzo di programmi tipo Dentascan può non avere alcun vantaggio mentre, per converso, la stima dell'evento patologico si avvale dell'acquisizione volumetrica e della successiva ricostruzione multiplanare, peculiare della TC multistrato.

Vi sono infine alcune situazioni d'interesse strettamente odontoiatrico (quali ad esempio la valutazione prechirurgica di cisti odontogene, elementi disodontiasici e/o ectopici) che possono essere affrontate con entrambe le metodiche, ottenendo uguale efficacia diagnostica. In tale ottica, nella scelta dell'approccio diagnostico, sono ovviamente determinanti l'esperienza e l'estrazione culturale dell'operatore radiologo.

Sulla scorta di tali considerazioni introduttive, appare evidente come i programmi dedicati tipo Dentascan trovino un campo di applicazione elettivo nella valutazione preimplantologica delle arcate dentarie. Per converso, secondo la nostra esperienza, pur potendo tali software essere utilizzati anche nelle altre evenienze patologiche summenzionate, queste ultime si avvalgono in maniera del tutto preferenziale della valutazione volumetrica delle arcate dentarie e dei distretti limitrofi, oggi comunemente ottenibile con le apparecchiature TC multistrato.

La trattazione che segue è fondamentalmente rivolta a una disamina delle principali considerazioni di ordine tecnico-metodologico relative allo studio TC mirato delle arcate dentarie e alla descrizione dell'anatomia e dei punti critici. Particolare rilievo è attribuito alle problematiche relative alla valutazione preimplantologica, ai risultati e alle complicanze del trattamento, con cenni anche ad alcune indicazioni extra-implantari.

Tecnica d'indagine

Il Dentascan è un software di ricostruzione delle immagini di tomografia computerizzata (TC) dedicato allo studio delle arcate dentarie. L'impiego di tale programma è fondamentalmente diretto alla valutazione ottimale dell'osso alveolare e delle strutture limitrofe, mediante ricostruzioni simil-panoramiche (*panorex*) e ricostruzioni coronali oblique, perpendicolari in ogni punto all'asse lungo dei mascellari (*cross-sections*, ortoradiali).

Nell'accezione comune, il termine Dentascan non identifica una particolare tecnica di studio, ma un esame dedicato delle arcate dentarie, la cui modalità di esecuzione può differire in relazione alla tecnologia impiegata.

Attualmente le apparecchiature *TC multistrato* (*fan beam*) consentono di orientare le ricostruzioni all'interno del volume acquisito secondo piani svincolati dall'asse di scansione, consentendo pertanto l'esame di entrambe le arcate in un'unica fase. All'eccellente qualità delle immagini, con possibilità di valutazione sia dell'osso che delle parti molli limitrofe, corrisponde una dose per arcata compresa tra 0,5 e 1,5 mSv [1, 2].

Risultati analoghi a quelli ottenuti con tomografi "body" possono essere conseguiti con apparecchiature dedicate, rappresentate dalle *TC volumetriche a fascio conico* (*cone beam*), che consentono di eseguire la scansione di tutto il volume da indagare con un unico movimento di rotazione di 360° intorno al paziente. Le TC *cone beam*, meno costose, meno ingombranti, ma anche meno prestazionali delle TC *fan beam* classiche, producono comunque immagini di qualità adeguata e sicuramente sufficiente ai più comuni quesiti di diagnostica implantologica, con l'ulteriore vantaggio di una sensibile riduzione della dose radiante (compresa tra 0,05 e 0,4 mSv) *[2, 3]*.

Acquisizione

Al paziente, informato della necessità di una completa immobilità evitando anche la deglutizione, viene posizionato in bocca un distanziatore interdentario radiotrasparente, indispensabile per la separazione delle arcate dentarie nella successiva ricostruzione delle immagini. La tecnica di studio prevede l'acquisizione di due scanogrammi preliminari in proiezione latero-laterale e antero-posteriore.

Sullo scanogramma in proiezione latero-laterale viene pianificato il volume di acquisizione, esteso dal margine mandibolare inferiore ai recessi alveolari dei seni mascellari, laddove venga richiesto lo studio di entrambe le arcate *(Fig. 1a)*. Lo scanogramma in proiezione antero-posteriore serve per escludere o correggere eventuali atteggiamenti del capo del paziente in flessione laterale o rotazione che, falsando le condizioni di simmetria, potrebbero rendere più difficoltose le procedure di post-processing *(Fig. 1b)*.

Acquisito il volume di interesse, l'elaborazione secondaria delle immagini è sostanzialmente identica, sia in TC *fan beam*, che in TC *cone beam* *[4]*.

Elaborazione delle immagini

Sia nel programma applicativo Dentascan, sia in quello corrispondente della TC *cone beam*, la base di partenza dell'esame è rappresentata dalle *ricostruzioni para-assiali*, ottenute secondo un piano parallelo al palato duro per l'arcata superiore e al margine inferiore del corpo mandibolare per l'arcata inferiore *(Fig. 2)*. La serie completa comprende circa 25 im-

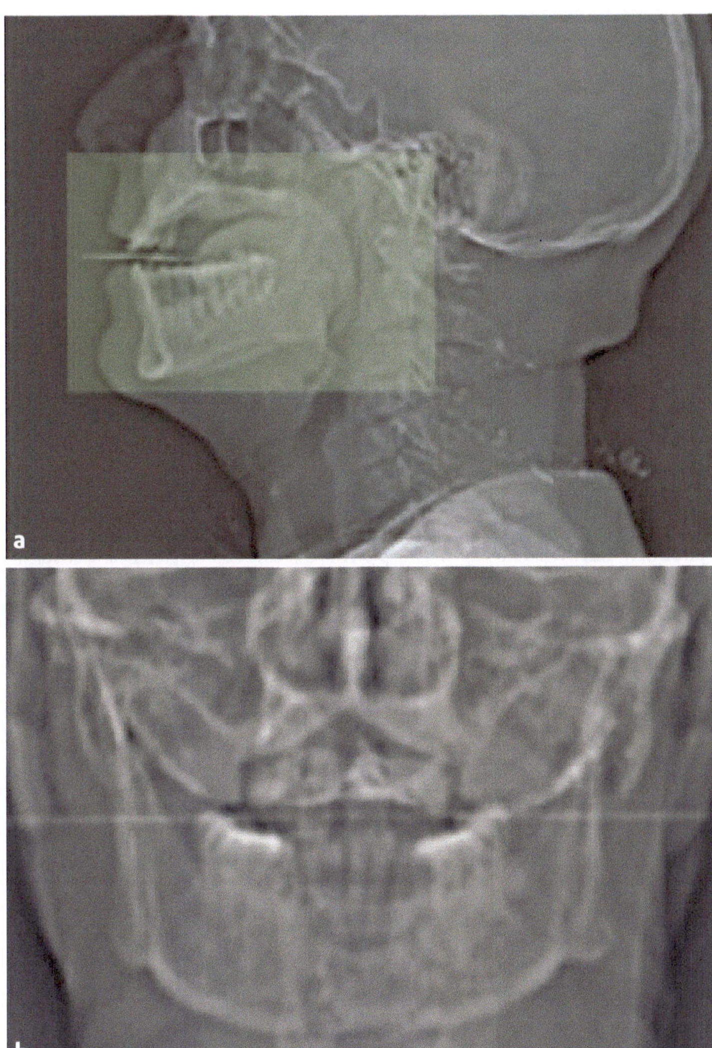

Figura 1 Dentascan. **a** Nello scanogramma in proiezione laterale il volume di acquisizione (*riquadro verde*) comprende entrambe le arcate dentarie, estendendosi dal margine mandibolare inferiore ai recessi alveolari dei seni mascellari. **b** Lo scanogramma in proiezione antero-posteriore conferma il corretto posizionamento del paziente. Apprezzabile in entrambe le immagini la presenza di distanziatore interdentario

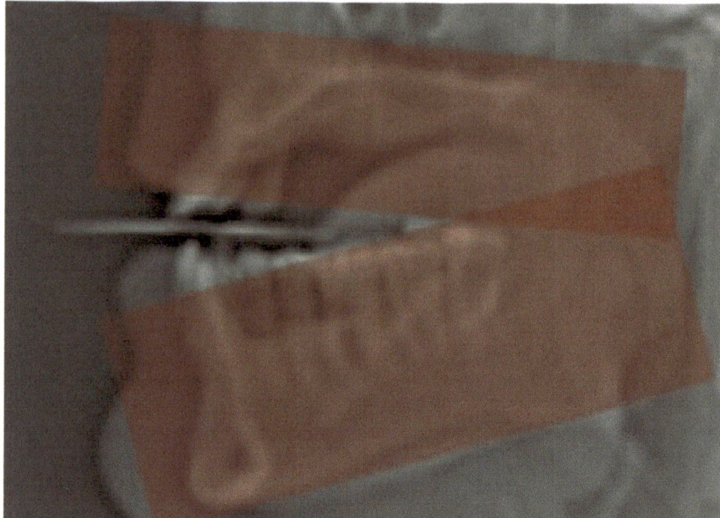

Figura 2 Dentascan. Nello scanogramma in proiezione laterale sono apprezzabili i due volumi rappresentanti l'orientamento delle ricostruzioni para-assiali secondo un piano parallelo al palato duro per l'arcata superiore e al margine inferiore del corpo mandibolare per l'arcata inferiore (*riquadri rossi*)

magini per l'arcata mascellare e 35 per quella mandibolare, considerando ricostruzioni di 1 mm di spessore. Il numero di ricostruzioni può essere tuttavia variabile, in rapporto alla costituzione fisica del paziente.

Sulle immagini para-assiali, viene quindi selezionata una di riferimento per ciascuna arcata oggetto dello studio. Tale immagine, che dovrà comprendere interamente le corticali ossee del mascellare e/o della mandibola, viene generalmente scelta tra quelle in posizione intermedia, corrispondente al piano delle radici dentarie (ove presenti). Sull'immagine selezionata vengono posizionati, in relazione alla configurazione anatomica dell'arcata, almeno 3 o 5 punti sequenziali, da cui viene ricavata in maniera semiautomatica una linea curva continua parallela all'asse maggiore dell'arcata dentaria *(Fig. 3a)*. Il programma genera successivamente 5-9 linee curve parallele alla precedente di riferimento *(Fig. 3b)* e altrettante ricostruzioni ad esse corrispondenti, definite *similpanoramiche* o *panorex (Fig. 3c)*. Automaticamente verrà inoltre pro-

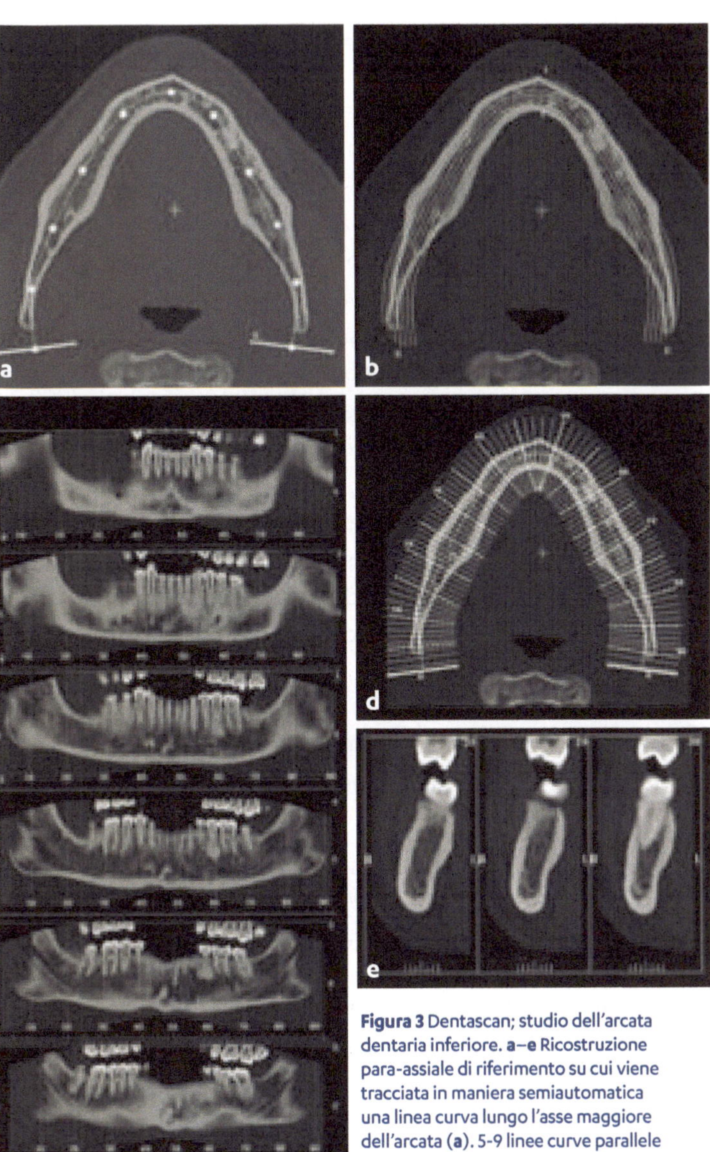

Figura 3 Dentascan; studio dell'arcata dentaria inferiore. **a–e** Ricostruzione para-assiale di riferimento su cui viene tracciata in maniera semiautomatica una linea curva lungo l'asse maggiore dell'arcata (**a**). 5-9 linee curve parallele alla precedente (**b**) con le corrispondenti ricostruzioni *panorex* (**c**). Serie di linee perpendicolari a quella di riferimento (**d**) con le corrispondenti ricostruzioni *cross* (**e**)

dotto un numero variabile da 40 a 100 e oltre ricostruzioni perpendicolari alla linea curva di riferimento definite *ortoradiali* o *cross-sections*, numerate in senso crescente da destra verso sinistra *(Fig. 3d,e)*.

La ricostruzione *panorex* posta in sede intermedia corrisponde alla linea tracciata dall'operatore; le altre sezioni generate dal software si distribuiscono sul versante vestibolare o linguale rispetto a quest'ultima, con distanza reciproca prestabilita e variabile generalmente da 1 a 5 mm. Sulle *panorex* è possibile identificare la localizzazione di ciascuna ricostruzione ortoradiale grazie alla corrispondenza tra i valori riportati su una scala posta in basso nell'immagine simil-panoramica e il numero che caratterizza ciascuna *cross-section*.

Anche le *cross-sections* possono essere variamente distanziate tra loro a scelta dell'operatore, con una distanza che generalmente va da 1 a 2 mm; su ciascuna immagine vi è indicazione del versante buccale o linguale e una scala in basso che indica la corrispondenza con le ricostruzioni *panorex*.

Sia nelle ricostruzioni *panorex* che nelle *cross-sections*, infine, una scala millimetrata con un rapporto 1:1 permetterà l'accurata misurazione di vari parametri anatomici.

Le immagini possono essere archiviate in formato DICOM su supporto digitale (CD/DVD) o riprodotte su pellicola in scala 1:1. In quest'ultimo caso l'impaginazione iconografica è predeterminata in maniera automatica dal software e comprende lo scanogramma in laterale con le scansioni di riferimento, le immagini para-assiali, le *panorex* e le ortoradiali.

Scheda riassuntiva

1) Il Dentascan è un software di ricostruzione delle immagini di tomografia computerizzata dedicato allo studio delle arcate dentarie.

2) La tecnica di studio prevede l'acquisizione di due scanogrammi rispettivamente in proiezione latero-laterale, per impostare il volume di acquisizione, e antero-posteriore, per escludere rotazioni e/o flessioni del capo.

3) Le preliminari ricostruzioni para-assiali sono ottenute secondo un piano parallelo al palato duro per l'arcata superiore e al margine inferiore del corpo mandibolare per l'arcata inferiore.

4) Individuata l'immagine assiale di riferimento, posta in genere a livello delle radici dentarie, si può procedere alla ricostruzione delle immagini simil-panoramiche ricostruite secondo l'asse lungo dei mascellari e delle *cross-sections*, perpendicolari alle precedenti.

5) La serie completa di immagini comprende di solito fino a 50 scansioni assiali, 5-9 immagini simil-panoramiche e 40-100 *cross-sections*.

Anatomia e punti critici

La conoscenza anatomica dettagliata dell'apparato masticatorio è indispensabile per la corretta interpretazione dei risultati iconografici.

Considerato che la principale indicazione alla diagnostica dentale con tomografia computerizzata è rappresentata dalla valutazione preoperatoria dei siti implantari, l'analisi anatomo-radiologica dell'apparato stomatognatico in TC Dentascan deve essere necessariamente rivolta a quelle strutture che possono rappresentare per l'implantologo un impedimento o, viceversa, una risorsa chirurgica *[5–7]*.

Così come già ben codificato da Diotallevi et al., estremamente pratica è la suddivisione di entrambe le arcate dentarie in settori anatomici nel contesto dei quali andare a ricercare i cosiddetti "punti critici" *[8]*.

Va considerato come l'identificazione di tali punti e aree critiche debba essere accuratamente ricercata nelle diverse ricostruzioni di una indagine Dentascan.

Osso mascellare

L'osso mascellare è un voluminoso osso pari e simmetrico, che contribuisce a delimitare non soltanto il cavo orale, ma anche le cavità rinosinusali, le orbite, entrando nella composizione della fossa infratemporale. Si considerano in ciascun osso mascellare un corpo e quattro processi denominati frontale, zigomatico, palatino e alveolare.

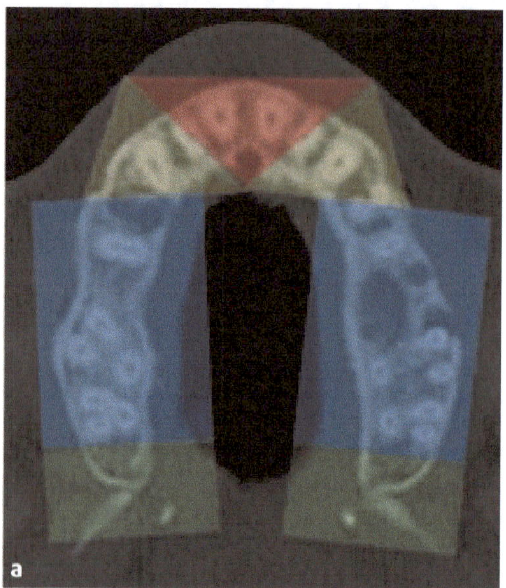

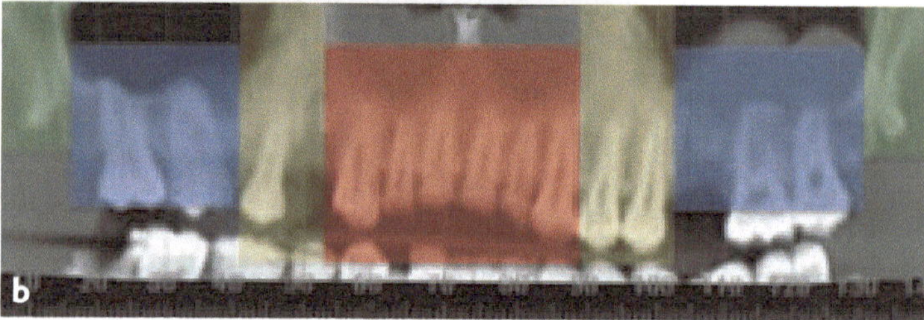

Figura 4 Dentascan, arcata superiore. **a** Ricostruzione para-assiale. **b** Ricostruzione simil-panoramica. Il mascellare superiore è suddiviso in settori identificati da colori differenti. Settore anteriore: *rosso*; settore del pilastro canino: *giallo*; settore subantrale: *azzurro*; settore del tuber maxillae: *verde*

Da un punto di vista anatomo-chirurgico e radiologico possiamo suddividere il mascellare in quattro settori *(Fig. 4)* [8, 9]:

- settore anteriore;
- settore del pilastro canino;
- settore subantrale;
- settore del tuber maxillae.

Il *settore anteriore* è esteso dalla linea mediana ai pilastri canini, anatomicamente in rapporto con le cavità nasali, il cui pavimento, concavo verso l'alto è apprezzabile sia nelle ricostruzioni *panorex* che nelle *cross-sections*. La porzione anteriore del pavimento nasale è formata dal processo palatino del mascellare; all'estremità anteriore della sutura palatina mediana i canali naso-palatini, che cranialmente si aprono nelle cavità nasali, a lato della cresta nasale, convergono in basso fino al forame incisivo, il cui decorso è ben apprezzabile anche nelle *cross-sections* mediane *(Fig. 5)*, punto critico chirurgico poiché sede di importanti anastomosi vascolari (tra il ramo settale posteriore dell'arteria sfeno-palatina e l'arteria palatina maggiore) e nervose (tra il nervo palatino maggiore e il nervo naso-palatino).

Il *pilastro canino*, dal punto di vista anatomo-funzionale, rappresenta uno dei pilastri di forza della struttura maxillo-facciale. Esso è posto lateralmente all'apertura della cavità nasale e medialmente alla parete antero-mediale del seno mascellare. Esistono rapporti spaziali costanti del pilastro osseo con il canino e il primo premolare *(Fig. 6)*.

Il *settore subantrale* si identifica con il tessuto osseo sottostante al seno mascellare, il cui pavimento osseo rappresenta un importante punto di repere cui fanno riferimento le più moderne tecniche chirurgiche *(Fig. 7)*.

Il *settore del tuber maxillae* corrisponde all'estremità posteriore del processo alveolare. L'arco pterigo-mascellare si estende dalla tuberosità mascellare alle lamine pterigoidee dando passaggio a importanti strutture vascolari (arteria palatina discendente) e nervose (nervo pterigo-palatino, nervo palatino maggiore, nervo palatino minore) che attraversano il canale pterigo-palatino e i forami palatini maggiore e minore *(Fig. 8)*.

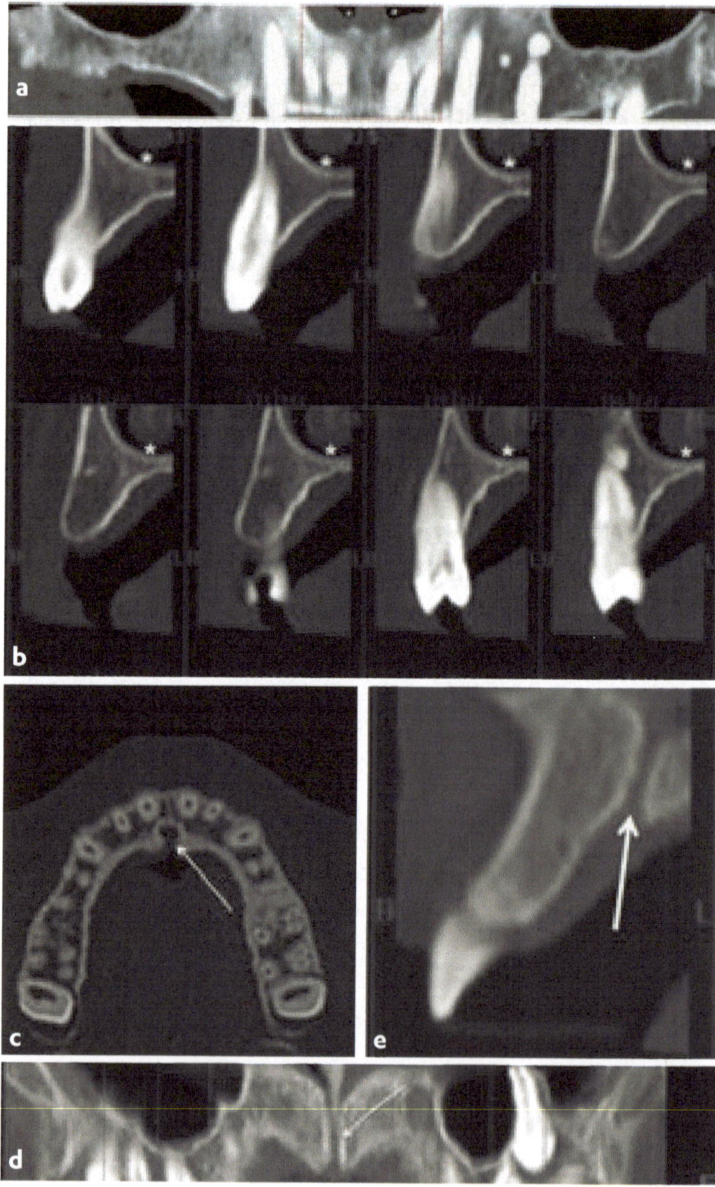

Figura 5 Dentascan, arcata superiore, settore anteriore. **a, b** Nella ricostruzione *panorex* (**a**) e nelle sezioni *cross* (**b**) sono ben apprezzabili i rapporti spaziali tra le fosse nasali (*asterischi*) e il settore anteriore del mascellare sottostante (*riquadro tratteggiato* in **a**). **c–e** Ricostruzione assiale (**c**), simil-panoramica (**d**) e ortoradiale (**e**) ottenute a livello del canale incisivo (*freccia*)

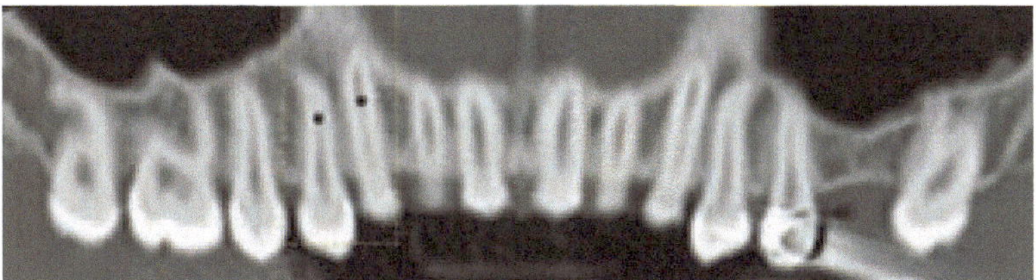

Figura 6 Dentascan, arcata superiore, pilastro canino. Nella ricostruzione *panorex* sono ben evidenti i rapporti tra l'osso mascellare nell'area del pilastro canino (*riquadro tratteggiato*) con il canino e il primo premolare (*asterischi*)

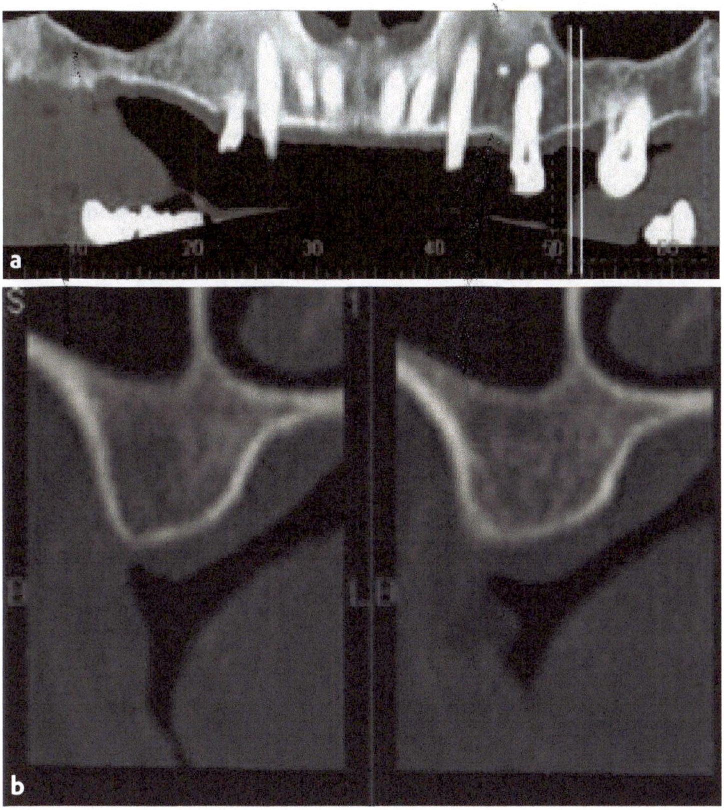

Figura 7 Dentascan, arcata superiore, settore subantrale. **a**, **b** Settore subantrale all'interno del riquadro tratteggiato nella ricostruzione *panorex* (**a**). La posizione delle due sezioni *cross* (**b**) corrisponde alle linee di riferimento dell'immagine simil-panoramica

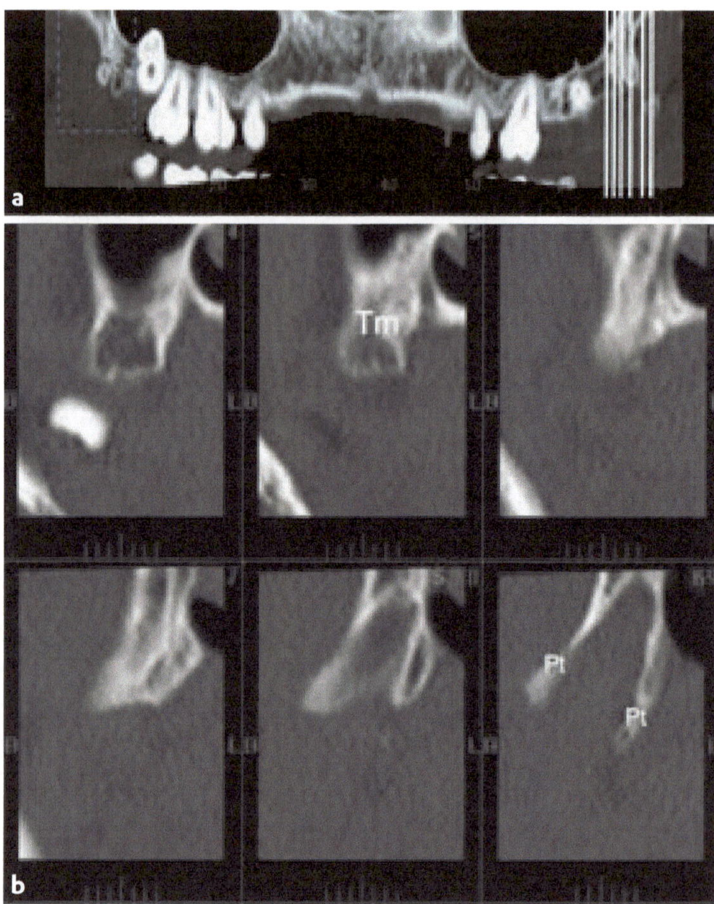

Figura 8 Dentascan, arcata superiore. **a, b** Settore del tuber maxillae all'interno del riquadro tratteggiato nella ricostruzione *panorex* (**a**). Sezioni *cross* (**b**), la cui posizione corrisponde alle linee di riferimento dell'immagine simil-panoramica. *Tm*, tuber maxillae; *Pt*, lamine pterigoidee

Mandibola

La mandibola è un osso impari, mediano e simmetrico che si articola con l'osso temporale. Il corpo mandibolare presenta una faccia esterna, una interna, un margine inferiore e uno superiore; quest'ultimo costituisce il processo alveolare. All'interno dell'osso decorre il *canale mandibolare* che inizia in corrispondenza del foro mandibolare nella faccia

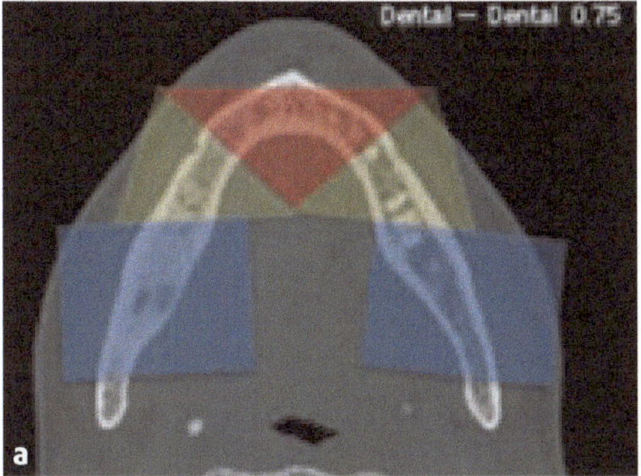
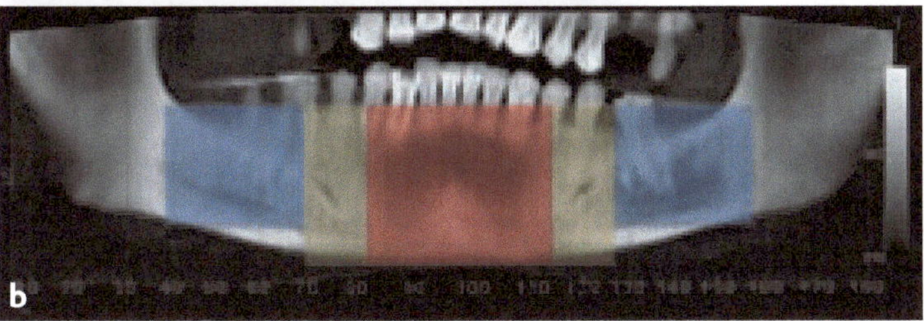

Figura 9 Dentascan, arcata inferiore. **a** Ricostruzione para-assiale. **b** Ricostruzione simil-panoramica. La mandibola è suddivisa in settori identificati da colori differenti. Settore interforaminale: *rosso*; settore periforaminale: *giallo*; settore posteriore: *azzurro*

interna del ramo e termina nel forame mentoniero, sulla faccia esterna del corpo, decorrendo dall'alto in basso e da dietro in avanti. Esso contiene i vasi e il nervo alveolare inferiore. Il ramo mandibolare si dirige posteriormente e verso l'alto dove termina in due processi: il processo coronoideo, anteriore, e il processo condiloideo, posteriore.

La mandibola, analogamente a quanto già descritto nel mascellare superiore, può essere suddivisa in settori *(Fig. 9) [8]*:

- settore interforaminale;
- settore periforaminale;
- settore posteriore.

Per *settore interforaminale* si intende l'arco mandibolare anteriore compreso tra i due forami mentonieri. Il settore interforaminale è attraver-

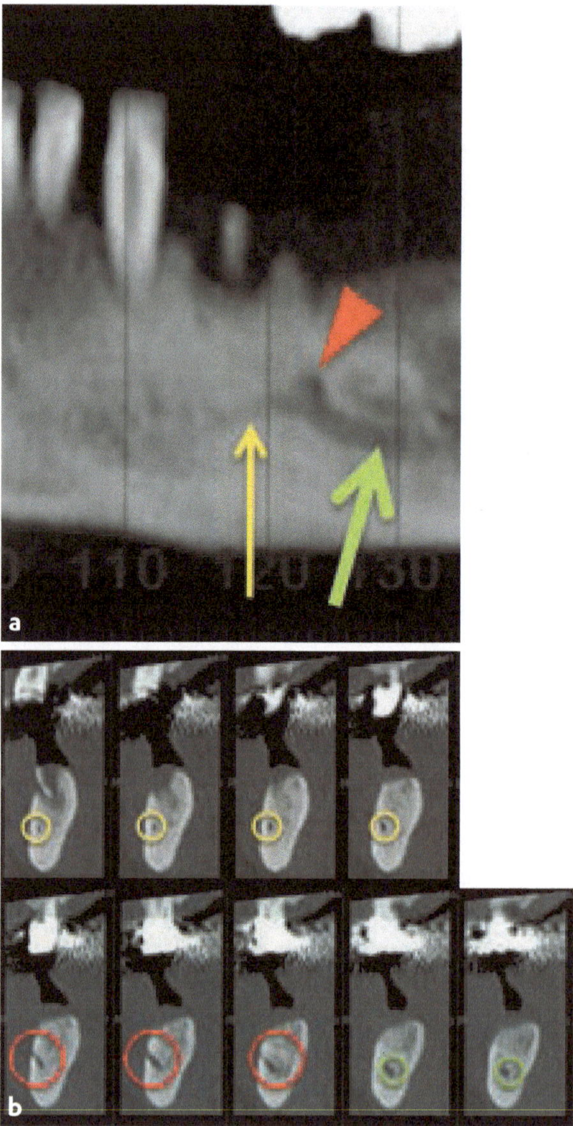

Figura 10 Dentascan, arcata inferiore. **a**, **b** Settore interforaminale. Nell'immagine magnificata da ricostruzione simil-panoramica (**a**) è apprezzabile il decorso infero-mediale del canale incisivo (*freccia gialla*) che si distacca dal canale mandibolare (*freccia verde*) prima della deviazione di quest'ultimo come canale mentoniero verso l'omonimo forame (*testa di freccia rossa*). Origine e decorso del canale incisivo sono ben apprezzabili anche nelle ricostruzioni *cross* (**b**); canale mandibolare (*cerchio verde*), canale incisivo (*cerchio giallo*), forame mentoniero (*cerchio rosso*)

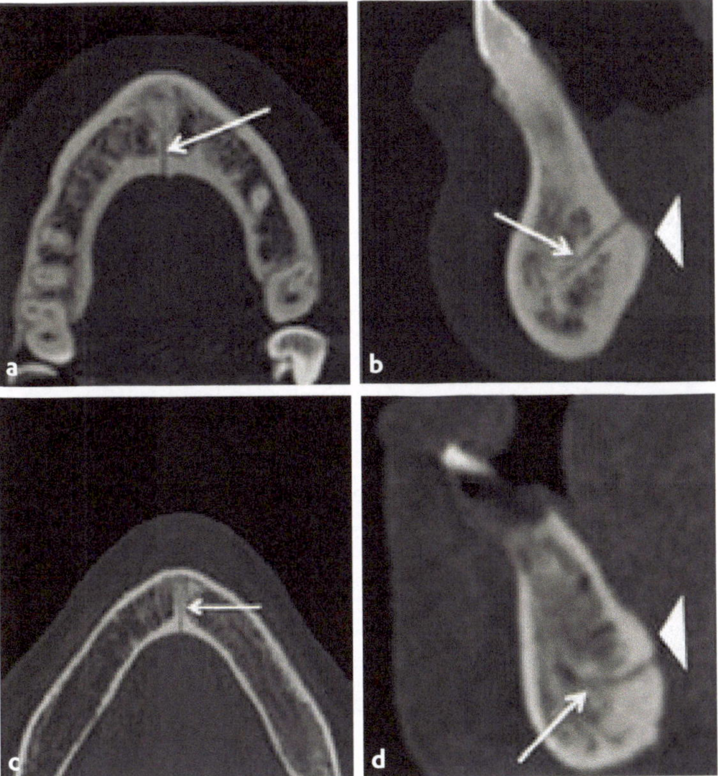

Figura 11 Dentascan, arcata inferiore. **a–d** Settore interforaminale. Ricostruzione para-assiale (**a**) e *cross* (**b**) che dimostrano il canale linguale mediano superiore (*freccia*) posto cranialmente ai tubercoli geni (*testa di freccia*). Ricostruzione para-assiale (**c**) e *cross* (**d**) che dimostrano il canale linguale mediano inferiore (*freccia*) caudalmente ai tubercoli geni (*testa di freccia*)

sato dal canale incisivo, che continua infero-medialmente il decorso del canale mandibolare, accogliendo una diramazione terminale del nervo alveolare inferiore sotto forma di nervo incisivo inferiore *[10]*. La sua rappresentazione è incostante, possibile in circa il 60-70% dei casi *(Fig. 10)*.

I rami terminali e anastomotici delle arterie sottomentoniere e sublinguali penetrano l'osso mandibolare interforaminale in corrispondenza di canali ossei posizionati in sede mediana o laterale *[11, 12]*. In sede mediana il canale linguale mediano superiore e il canale linguale mediano

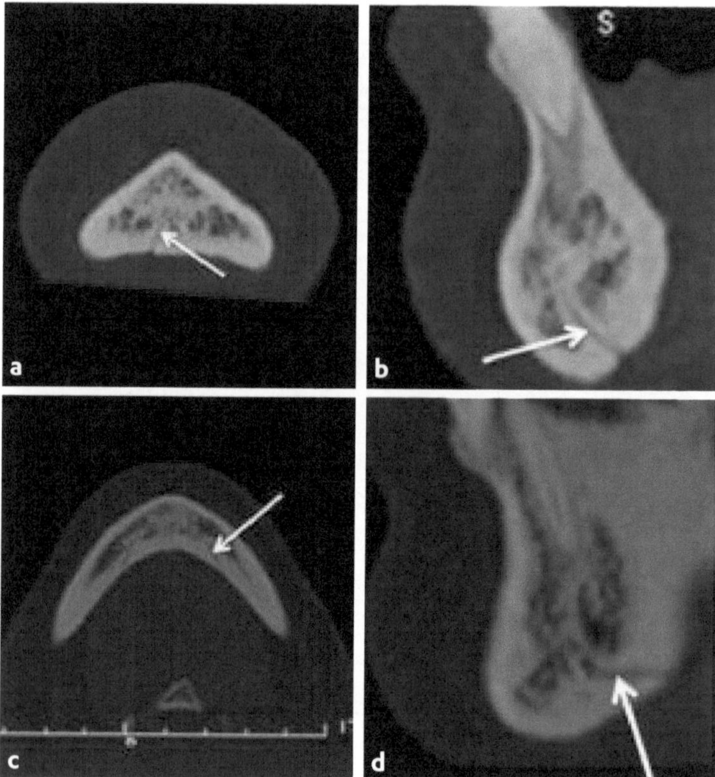

Figura 12 Dentascan, arcata inferiore. **a–d** Settore interforaminale. Ricostruzione para-assiale (**a**) e *cross* (**b**) che dimostrano il canale linguale laterale mesiale (*freccia*). Ricostruzione para-assiale (**c**) e *cross* (**d**) che dimostrano il canale linguale laterale distale (*freccia*)

inferiore sono identificabili rispettivamente in sede craniale e caudale rispetto ai tubercoli geni *(Fig. 11)*. Lateralmente distinguiamo il canale linguale laterale mesiale (entro 9 mm dalla linea mediana) e il canale linguale laterale distale (oltre 9 mm dalla linea mediana) *(Fig. 12)*. Anche tali strutture vanno ricercate, seppur di riscontro non costante.

Nel *settore periforaminale* decorre il canale mentoniero che accoglie il nervo omonimo, segmento terminale del nervo alveolare inferiore, emergente in regione premolare dal forame mentoniero *(Fig. 10)*. Può accadere che il canale mentoniero descriva nel suo decorso un tragitto "arcuato" decorrendo più medialmente di quanto la posizione del foro

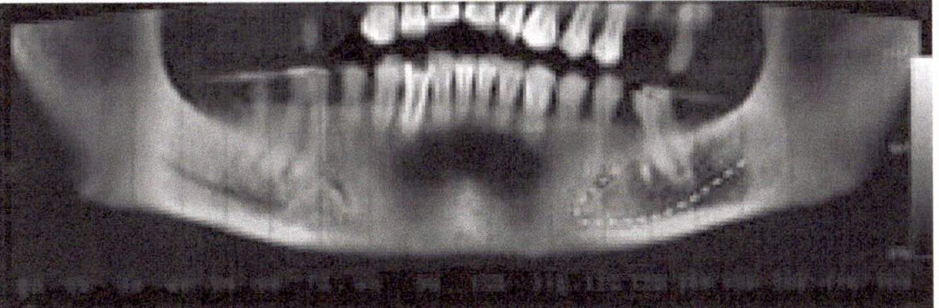

Figura 13 Dentascan, arcata inferiore. Ricostruzione *panorex* che dimostra il loop mentoniero (*linea tratteggiata*)

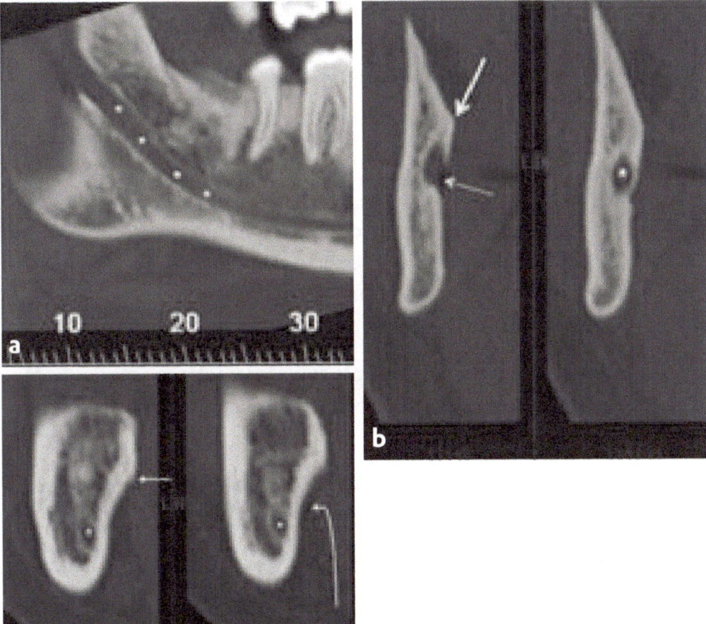

Figura 14 Dentascan, arcata inferiore. **a** L'immagine magnificata da ricostruzione *panorex* dimostra il passaggio del canale mandibolare (*asterischi*) attraverso il settore posteriore della mandibola. **b**, **c** *Cross-sections*. Nelle ricostruzioni (**b**) ottenute a livello del forame mandibolare (*freccia*) è identificabile la lingula (o spina dello Spix) (*freccia spessa*), tubercolo osseo che delimita cranialmente e anteriormente il forame mandibolare. In **c**, caudalmente alla sede del terzo molare inferiore, è identificabile la cresta miloioidea (*freccia*) e la fossa sottomandibolare (*freccia curva*). *Asterisco* in **b**, **c**: canale mandibolare

mentoniero non possa far supporre (loop mentoniero) *(Fig. 13)*, variante anatomica da riconoscere e segnalare.

Il *settore posteriore* si sviluppa in corrispondenza dei tre molari inferiori. Struttura di rilievo a tale livello è il canale mandibolare, il cui decorso è apprezzabile con maggiore dettaglio nelle ricostruzioni ortoradiali. Il canale mandibolare origina posteriormente a livello del forame mandibolare, a sua volta delimitato antero-cranialmente da un tubercolo osseo noto come lingula o spina dello Spix. Sulla superficie interna del corpo mandibolare, caudalmente al terzo molare inferiore, origina la cresta miloioidea, sede di inserzione laterale del muscolo omonimo, che delimita cranialmente la fossa sottomandibolare, sede dell'omonima ghiandola salivare *(Fig. 14)*.

Scheda riassuntiva

1) In TC Dentascan, da un punto di vista anatomo-radiologico, entrambe le arcate dentarie possono essere suddivise in settori anatomici, nel contesto dei quali è possibile andare a ricercare i cosiddetti punti critici.

2) Settori anatomici del mascellare superiore: settore anteriore; settore del pilastro canino; settore subantrale; settore del tuber maxillae.

3) Settori anatomici della mandibola: settore interforaminale; settore periforaminale; settore posteriore.

4) Principali punti critici arcata superiore: cavità nasali, forame incisivo, pavimento antrale.

5) Principali punti critici arcata inferiore: canale mandibolare, canale incisivo.

Ruolo della TC Dentascan nella valutazione pre-implantare

Una corretta pianificazione impiantoprotesica non può prescindere da un'accurata valutazione diagnostica delle aree edentule.

La TC, con il programma di ricostruzione dedicato allo studio delle arcate dentarie (Dentascan) associata a programmi di ricostruzione multiplanare e volume rendering, rappresenta oggi lo strumento più efficace per stabilire la corretta pianificazione prechirurgica in quanto consente, con elevata affidabilità, una valutazione morfo-qualitativa dell'osso su cui posizionare l'impianto e le eventuali procedure di preparazione all'impianto stesso, quali il rialzo del pavimento del seno mascellare e l'osteodistrazione.

L'esame ai fini preimplantari può essere eseguito previo posizionamento di mascherine in resina con reperi radiopachi (dime) forniti dall'odontoiatra, che rappresentano un ulteriore ausilio per la corretta valutazione del sito edentulo, sede del potenziale impianto, e per stabilire l'orientamento più appropriato del perno implantare.

Una volta acquisiti i dati, essi vengono rielaborati in modo da ottenere, come già visto nel precedente capitolo, ricostruzioni sagittali oblique (*cross-sectional*) perpendicolari all'asse dell'arcata in esame e immagini similpanoramiche (*panorex*) ottenute su un piano curvilineo secondo l'asse dell'arcata stessa. Il medico radiologo, oltre a queste ricostruzioni standard, può rielaborare l'esame attraverso le ricostruzioni multiplanari (Multiplanar Reconstructions, MPR) che forniscono ulteriore iconografia al caso e consentono di aumentare la confidenza diagnostica.

Gli obiettivi fondamentali della valutazione pre-implantare sono riassunti nei seguenti punti:

1) misurazione dell'altezza e dello spessore osseo utile al posizionamento del perno implantare;
2) valutazione della qualità dell'osso alveolare, inteso come mineralizzazione ossea, densità della trabecolatura e stato delle corticali;
3) caratterizzazione della morfologia della cresta alveolare per stabilire il grado di riassorbimento dell'osso alveolare a carico del sito edentulo di interesse;
4) valutazione dell'eventuale angolazione della cresta residua (sottosquadri);
5) valutazione dei rapporti tra i siti implantari e le strutture anatomiche "critiche" (seni mascellari, fosse nasali, canale naso-palatino, canale nervo mandibolare, forami mentonieri, canale incisivo);
6) segnalazione di eventuali patologie o varianti anatomiche concomitanti, come ad esempio la presenza di residui radicolari, lesioni focali periodontali, processi espansivi (odontomi, cisti), elementi dentari inclusi o soprannumerari e flogosi dei seni mascellari [13].

Le ricostruzioni sagittali oblique perpendicolari all'asse dell'arcata in esame consentono di evidenziare in modo ottimale la morfologia dei processi alveolari, con particolare riguardo alla struttura, allo spessore e all'altezza della corticale e della spongiosa; è possibile pertanto misurare l'altezza tra la cresta alveolare e il pavimento del seno mascellare o il pavimento della cavità nasale per quanto riguarda l'arcata superiore *(Fig. 15)* e la distanza tra cresta alveolare e il tetto del canale osseo del nervo mandibolare per quanto riguarda l'arcata inferiore *(Fig. 16)*.

Queste stesse ricostruzioni consentono inoltre di misurare correttamente lo spessore osseo compreso tra corticale ossea vestibolare e palatale per l'arcata superiore e lo spessore vestibolo-linguale per l'arcata inferiore. È opportuno eseguire tale misurazione sia a livello della cresta alveolare che nella porzione più profonda in modo da avere uno spessore medio del sito di interesse.

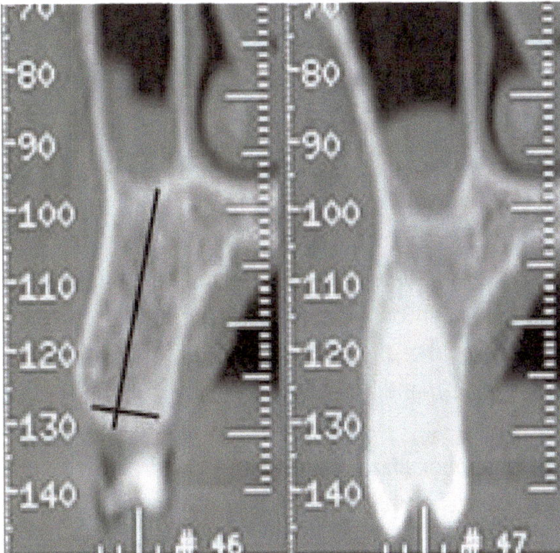

Figura 15 Ricostruzioni dell'arcata superiore: a carico del sito edentulo, sede di potenziale impianto, si misura l'altezza (distanza cresta alveolare e pavimento del seno mascellare) e lo spessore (distanza tra corticale vestibolare e palatale) osseo; si noti l'ispessimento della mucosa del pavimento del seno mascellare sovrastante

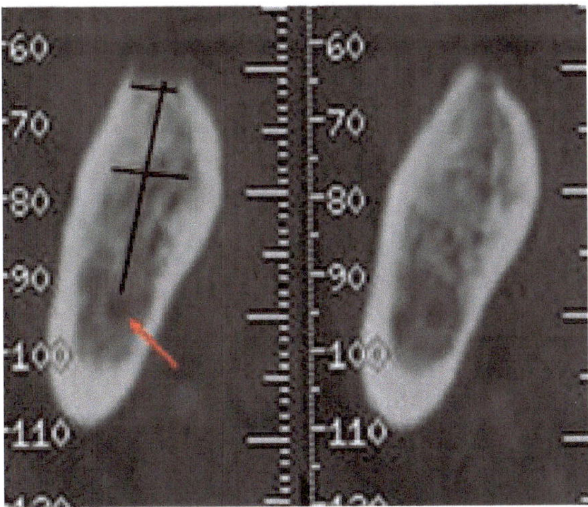

Figura 16 Ricostruzioni dell'arcata inferiore: a carico del sito edentulo, sede di potenziale impianto, si misura l'altezza ossea, ossia la distanza tra il canale osseo del nervo mandibolare (*freccia rossa*) e la cresta alveolare e lo spessore osseo (distanza vestibolo-linguale) sia a livello della cresta alveolare che nella porzione più profonda

Nella valutazione dell'arcata superiore è importante inoltre descrivere il decorso del canale naso-palatino in quanto esso rappresenta, quale sede di anastomosi vascolari e nervose, un punto critico chirugico *(Fig. 17)* e l'eventuale presenza di eventuali concomitanti ispessimenti flogistici delle mucose dei seni mascellari.

Nella valutazione preimplenatare dell'arcata inferiore è necessario descrivere il decorso del canale osseo del nervo mandibolare *(Fig. 18)*, la localizzazione del forame mentoniero *(Fig. 19)* e la presenza di eventuali varianti anatomiche quali ad esempio un doppio forame *(Fig. 20)* per una duplicazione del nervo mandibolare a tale livello.

Se il settore di interesse è localizzato a livello del quadrante centrale dell'arcata superiore e intraforaminale nell'arcata inferiore, il canale incisivo, inferiore e superiore, rappresenta il repere anatomico rispetto al quale deve essere effettuata la misurazione dell'altezza ossea.

In corrispondenza di ciascun sito edentulo è importante descrivere anche la morfologia del profilo della cresta ossea alveolare sia per l'arcata superiore *(Tabella 1) (Fig. 21)* che per l'arcata inferiore *(Tabella 2) (Fig. 22)* e l'eventuale presenza di sottosquadri *(Fig. 23)*.

Altro parametro che è necessario fornire è rappresentato dal grado di mineralizzazione ossea che viene convenzionalmente valutata con la classificazione di Misch [14]. Essa prevede cinque classi di densità (D1-D5) espresse in unità Hounsfield (UH) che indicano un grado decrescente di demineralizzazione ossea *(Tabella 3)*.

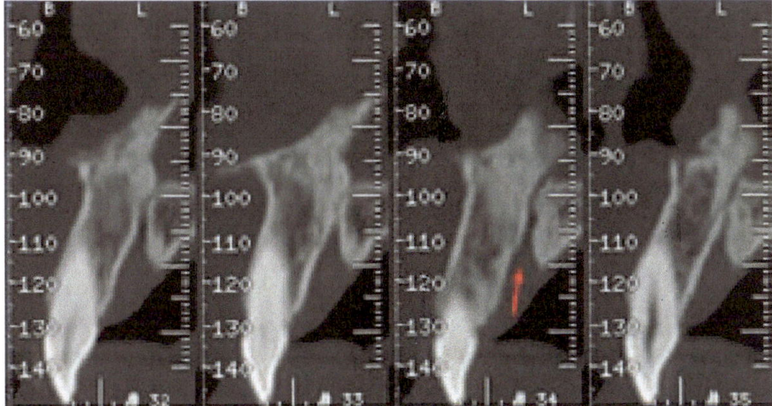

Figura 17 Ricostruzioni dell'arcata superiore mostra il decorso del canale naso-palatino (*freccia rossa*)

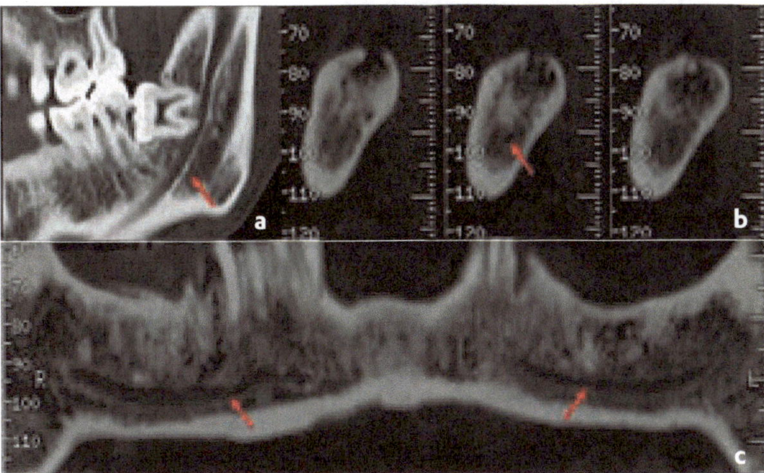

Figura 18 Ricostruzioni MPR dell'arcata inferiore: è possibile visualizzare il canale osseo del nervo mandibolare sia nelle ricostruzioni sagittali (**a**), radiali (**b**) e *panorex* (**c**)

28

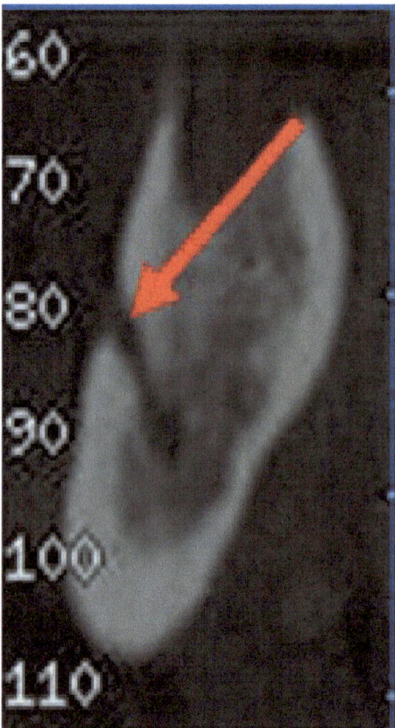

Figura 19 Ricostruzione radiale: con questa proiezione è possibile individuare agevolmente il forame mentoniero. La misurazione per un eventuale impianto deve essere eseguita a una distanza superiore ai 2 mm dal forme stesso

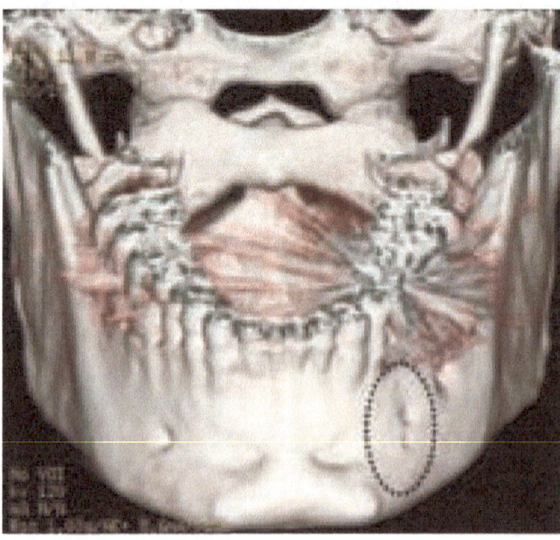

Figura 20 La ricostruzione volume rendering consente di visualizzare la presenza di doppio forame mentoniero

Tabella 1 Classificazione morfologica della cresta alveolare dell'arcata superiore

I	Cresta alveolare dentula
II	Alveolo post-estrattivo
III	Processo alveolare arrotondato con volume osseo adeguato all'inserimento degli impianti
IV	Cresta "a lama di coltello"
V	Riassorbimento subtotale o totale del processo alveolare

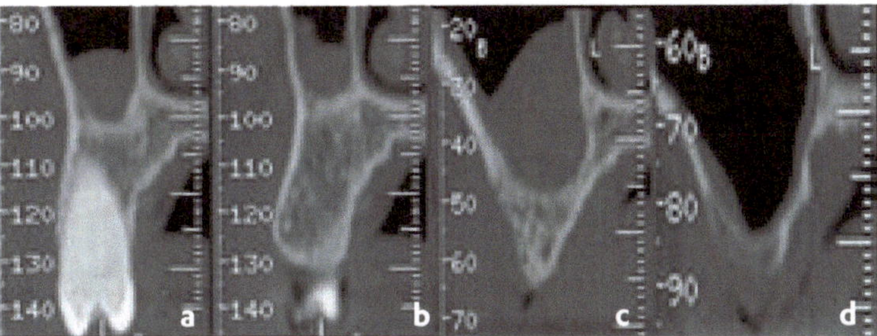

Figura 21 Ricostruzione dell'arcata superiore mostra la morfologia della cresta alveolare e il progressivo riassorbimento dell'osso in condizioni di edentulia. **a** Presenza di elemento dentario. **b** Processo alveolare adeguato al posizionamento di un perno impiantare. **c** Marcato riassorbimento dell'osso alveolare con aspetto a "lama". **d** Riassorbimento subtotale con marcato assottigliamento dello spessore osseo del processo alveolare

Tabella 2 Classificazione morfologica della cresta alveolare a carico dell'arcata inferiore

I	Cresta alveolare dentula
II	Alveolo post-estrattivo
III	Processo alveolare arrotondato con volume osseo adeguato all'inserimento degli impianti
IV	Cresta "a lama di coltello"
V	Riassorbimento subtotale o totale del processo alveolare
VI	Riassorbimento del processo basale con anatomia inversa

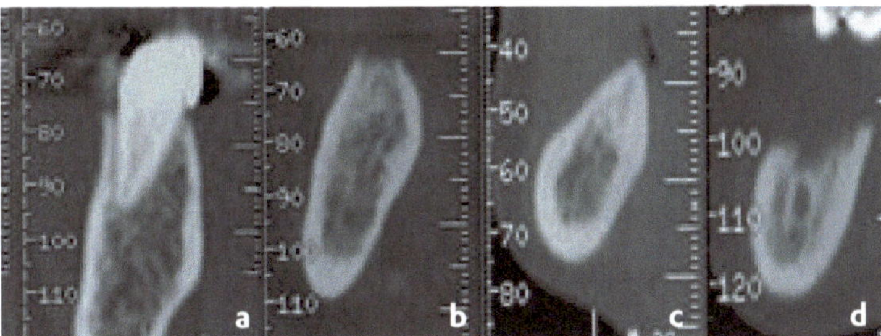

Figura 22 Ricostruzione dell'arcata inferiore (**a–d**), si evidenzia il progressivo riassorbimento dell'osso alveolare a partire da un sito dentulo (**a**) sino a una superficializzazione del canale osseo del nervo mandibolare (**d**)

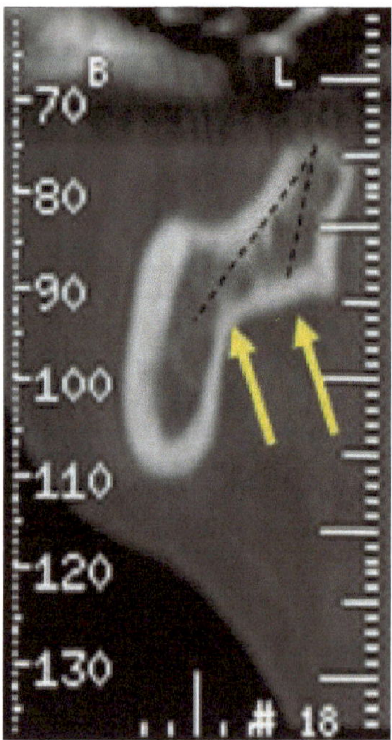

Figura 23 Ricostruzione MPR consente di quantificare il grado di sottosquadro; tale condizione può rappresentare una controindicazione al posizionamento dell'impianto protesico

Tabella 3 Classificazione secondo Misch, consente di stabilire il grado di mineralizzazione ossea in base al valore in unità Hounsfield (UH) misurate a livello del sito edentulo in esame

D1	>1250 UH
D2	>850-1250 UH
D3	>350-850 UH
D4	>150-350 UH
D5	<150 UH

Valutazione in previsione del rialzo del seno

Il paziente che deve essere sottoposto a rialzo del seno mascellare deve eseguire un esame clinico accompagnato da un'accurata anamnesi.

È importante, dal punto di vista anamnestico e semeiologico, valutare la presenza di una sinusite cronica o acuta che può impedire il normale drenaggio sinusale causato dall'edema e dal rigonfiamento della mucosa.

Dal punto di vista clinico, le indagini strumentali devono definire chiaramente la morfologia del seno, della cresta e dei rapporti intermascellari in modo da stabilire la classe di appartenenza dell'atrofia.

La TC rappresenta l'indagine radiologica di elezione per la valutazione delle atrofie del mascellare superiore in quanto consente una valutazione della morfologia del seno mascellare, la visualizzazione tridimensionale del volume, lo spessore e l'altezza della cresta residua, la presenza di eventuali setti ossei intrasinusali, lo spessore della membrana sinusale ed eventuali patologie concomitanti del seno mascellare.

Scheda riassuntiva

1) Il Dentascan rappresenta la metodica di riferimento nella valutazione del planning chirurgico pre-implantare.

2) I parametri fondamentali forniti dalla valutazione pre-implantare mediante TC sono rappresentati dalla misurazione dell'altezza e dello spessore dell'osso edentulo e dal grado di mineralizzazione ossea dell'osso in esame.

3) Capacità nell'individuare anche patologie e/o anomalie concomitanti.

4) Possibilità di eseguire una valutazione di fattibilità di eventuali procedure di preparazione all'impianto stesso, quali il rialzo del seno mascellare e l'osteodistrazione.

Altre applicazioni della TC Dentascan

La TC Dentascan, oltre che nell'implantologia, viene utilizzata anche in altre branche dell'odontoiatria, quali l'ortodonzia e la chirurgia ossea, dove svolge un ruolo nella descrizione delle anomalie di sviluppo, delle lesioni ossee e nella valutazione dei traumi maxillo-facciali che coinvolgono le arcate dentarie e che necessitano di pianificazione chirurgica.

Tra le anomalie di sviluppo che coinvolgono gli elementi dentari, le più frequenti sono rappresentate dalla disodontiasi degli ottavi, dagli elementi soprannumerari o inclusi.

Tali condizioni sono valutate e diagnosticate in prima istanza con l'ortopantomografia e, qualora non sia dirimente o esaustiva, viene richiesta la TC Dentascan come indagine di secondo livello per fornire tutte le indicazioni necessarie al fine di ridurre i rischi chirurgici.

Il ruolo della TC Dentascan è quello di fornire indicazioni anatomiche dell'arcata dentaria e dell'elemento di interesse, quali la posizione, la morfologia, i rapporti dell'elemento dentario con le strutture adiacenti e la presenza di patologia nei distretti esaminati.

La disodontiasi dei terzi molari rappresenta senza dubbio la più frequente anomalia di sviluppo degli elementi dentari.

Per valutare il tipo di inclusione di un terzo molare mandibolare è importante conoscere la profondità e l'orientamento spaziale dell'elemento rispetto alla mandibola e agli altri elementi dentari. L'inclusione può essere esclusivamente di tipo osseo, quando l'elemento è interamente circondato da tessuto osseo, o di tipo osteomucoso, quando parte dell'elemento non è circondata da osso ma da gengiva.

È necessario fornire informazioni sulla posizione del dente disodontiasico che si basa sull'inclinazione dell'asse maggiore del terzo molare rispetto all'asse maggiore del secondo molare in posizione normoversa e che può essere inclinato:

- in senso mesiale *(Fig. 24)*;
- verticale o normoinclinato;
- in senso distale;
- in senso orizzontale;
- in senso invertito;
- in senso linguale;
- in senso labiale/vestibolare.

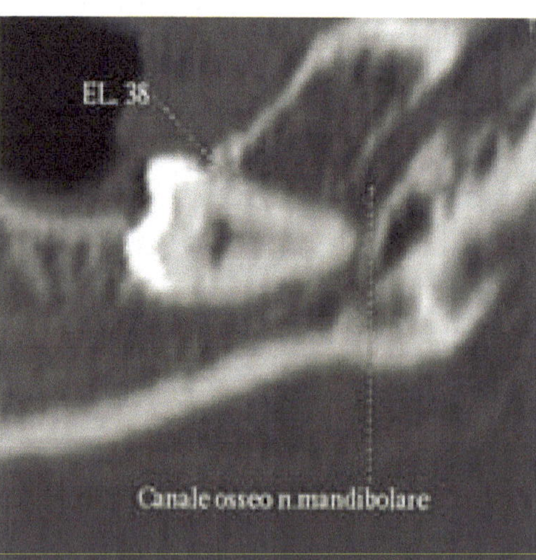

Figura 24 Ricostruzione MPR dell'arcata inferiore dimostra la presenza di elemento 38 disodotiasico, trasversposto e coronomesioverso

È opportuno descrivere anche i rapporti che l'elemento disodontiasico contrae con l'elemento dentario adiacente e questo può essere classificato in tre livelli:

1) il piano occlusale dell'ottavo si trova all'incirca allo stesso livello di quello del settimo;
2) il piano occlusale dell'ottavo si trova compreso tra il piano occlusale e la linea amelo-cementizia del settimo *(Fig. 25)*;
3) il piano occlusale dell'ottavo si trova sotto la linea amelo-cementizia del settimo.

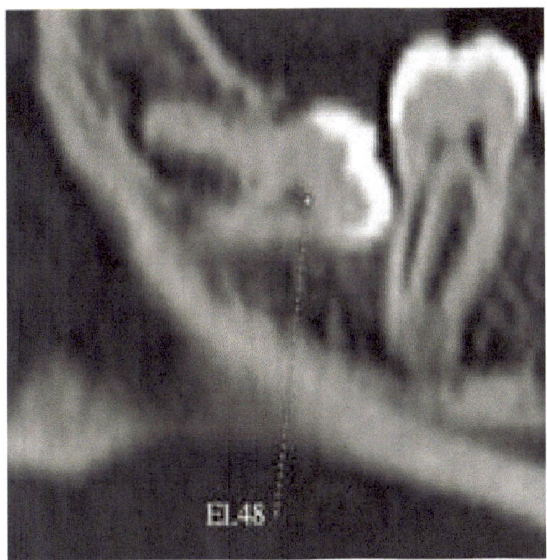

Figura 25 La ricostruzione MPR evidenzia elemento 48 disodontiasico con corona che prende contatto con il colletto dell'elemento 47 adiacente

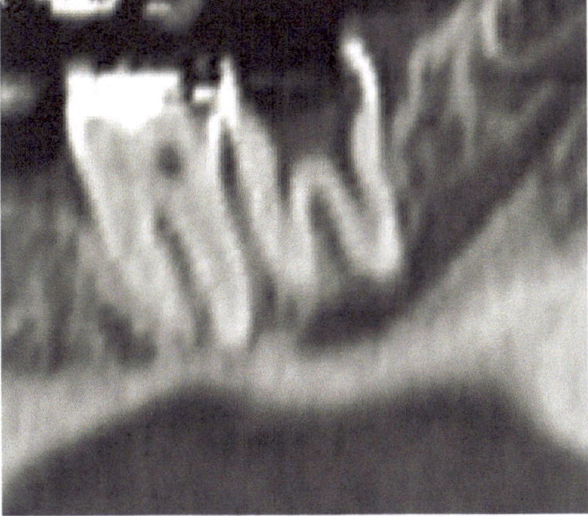

Figura 26 La ricostruzione MPR dimostra la presenza di elemento 38 normoinclinato ma con carie deostruente la corona

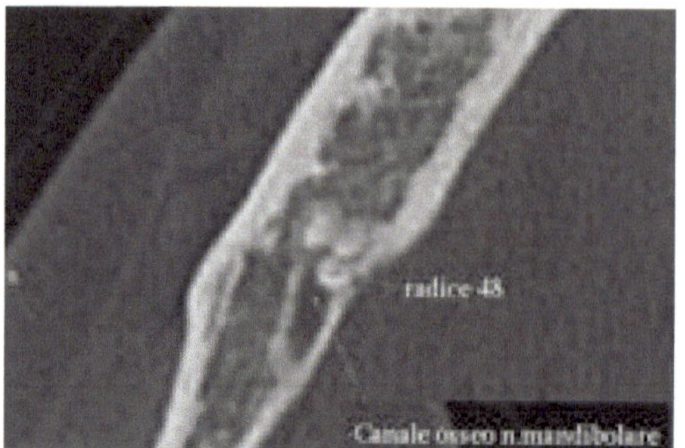

Figura 27 La sezione assiale dell'arcata inferiore evidenzia il canale osseo del nervo mandibolare che decorre interposto alle radici dell'elemento 48 disodontiasico

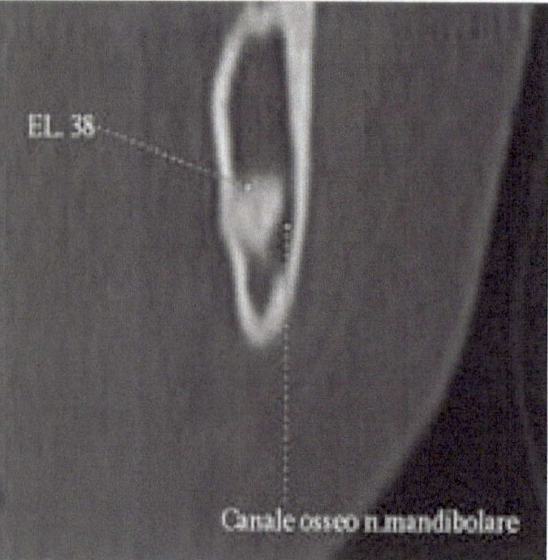

Figura 28 Sezione *cross* dell'arcata inferiore. Il canale osseo del nervo mandibolare decorre sul versante vestibolare rispetto alle radici dell'elemento 38

Importante anche descrivere:

- la morfologia e la posizione delle radici dentarie (presenza di radici soprannumerarie e/o angolate);
- la presenza di patologie concomitanti (carie coronale, cisti follicolari, ecc.) *(Fig. 26)*;
- i rapporti dell'elemento disodontiasico con il canale mandibolare inferiormente *(Fig. 27)* e con il seno mascellare superiormente.

È importante descrivere in decorso sul versante vestibolare *(Fig. 28)* o linguale *(Fig. 29)* del nervo mandibolare rispetto alle radici dell'elemento

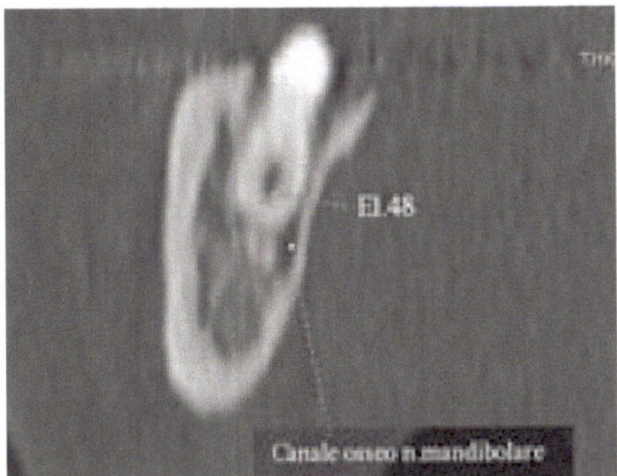

Figura 29 Ricostruzione radiale dell'arcata inferiore. Il canale osseo del nervo mandibolare decorre sul versante linguale rispetto alle radici dell'elemento 48 e appare di calibro ridotto

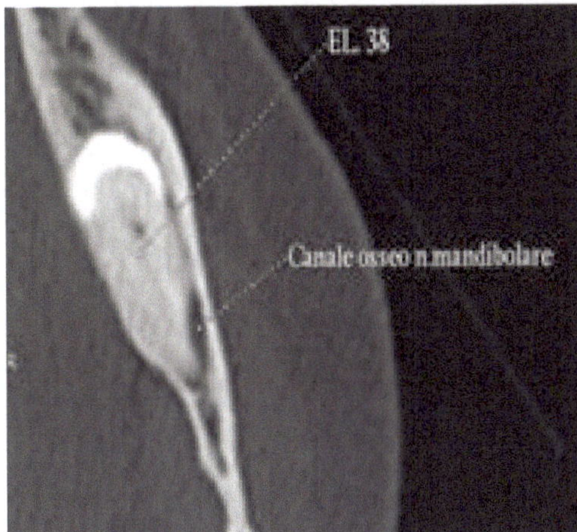

Figura 30 Sezione assiale dell'arcata inferiore. Il canale osseo del nervo mandibolare decorre sul versante vestibolare rispetto all'elemento 38 disodontiasico e appare dislocato e compresso

in esame e l'eventuale compressione del canale osseo con conseguente stenosi del nervo mandibolare *(Fig. 30)*.

Per quanto riguarda la disodontiasi degli ottavi superiori è necessario descrivere i rapporti che le radici contraggono con il pavimento del seno mascellare sovrastante e l'eventuale presenza di flogosi o ispessimento della mucosa del pavimento del seno mascellare stesso.Le stesse informazioni anatomiche devono essere fornite anche per quanto riguarda gli elementi inclusi e/o soprannumerari (più frequentemente i canini).

In questo caso, è opportuno valutare l'inclinazione dell'elemento dentario incluso e/o sovrannumerario (mesio-distio-palato o vestibolo-verso) *(Figg. 31, 32)* e i rapporti che la corona contrae con gli elementi dentari adiacenti *(Fig. 33)* e che la radice presenta con il pavimento della cavità nasale *(Fig. 34)* e con il canale naso-palatino *(Fig. 35)*.

Per quanto riguarda le lesioni ossee, le più frequenti sono rappresentate dalle cisti odontogene o non odontogene, dalle pseudocisti; meno frequentemente dalle neoplasie quali l'odontoma o l'adamantinoma).

Anche nel caso delle lesioni ossee il ruolo del Dentascan è quello di fornire informazioni sulle caratteristiche morfostrutturali delle lesioni (dimensioni, struttura, ecc.) *(Fig. 36)* e sui suoi rapporti con le strutture anatomiche adiacenti (elementi dentari, canale osseo nervo mandibolare, pavimento del seno mascellare, canale nasopalatino, ecc.) *(Fig. 37)* e l'eventuale aggressività biologica *(Fig. 38)*, per stabilire una puntuale programmazione della chirurgia.

Da non dimenticare che nei casi di patologie maligne o biologicamente aggressive può essere di ausilio l'utilizzo della TC con mdc o eventualmente la RM mirata *(Fig. 39)*.

In caso di traumi maxillo-facciali l'esame Dentascan può essere richiesto come indagine di secondo livello nel sospetto di frattura ossea o radicolare.

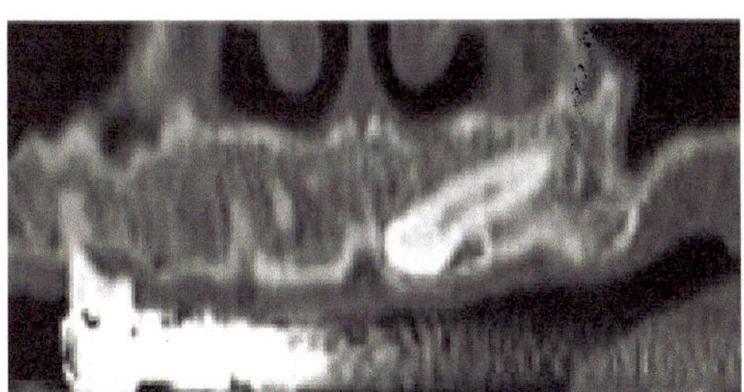

Figura 31 Dalla ricostruzione *panorex* si evidenzia la presenza di elemento incluso che per morfologia e posizione appare riferibile al canino che si presenta coronomesioverso, e la cui corona risulta in continuità con il canale naso-palatino

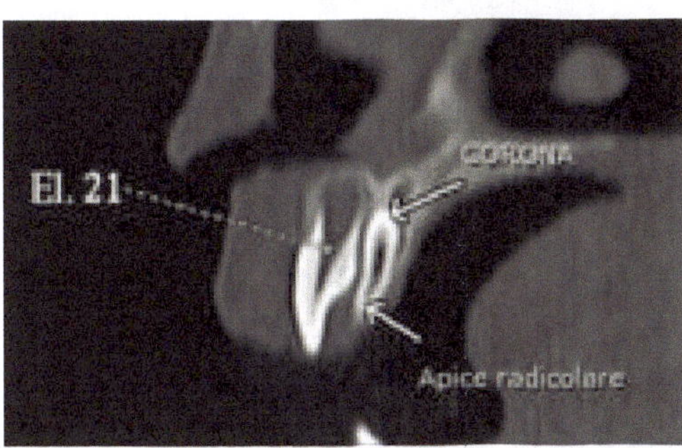

Figura 32 Ricostruzione MPR. Si documenta la presenza di elemento sovrannumerario disodontiasico con apice rivolto verso il pavimento della cavità nasale e radice verso la cresta alveolare

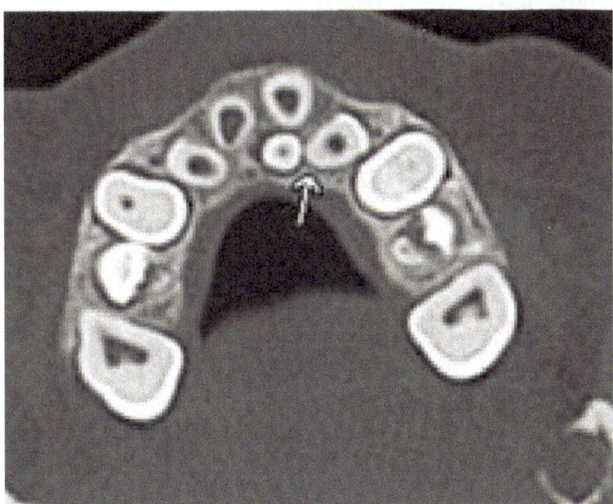

Figura 33 Ricostruzione assiale dell'arcata superiore. Si documentano i rapporti che l'elemento soprannumerario contrae con le strutture anatomiche adiacenti

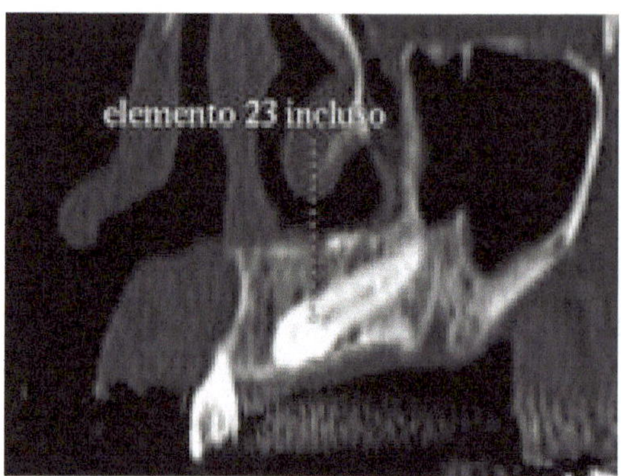

Figura 34 Ricostruzioni MPR dell'arcata superiore. Si documenta elemento 23 incluso la cui radice appare in prossimità del pavimento del seno mascellare

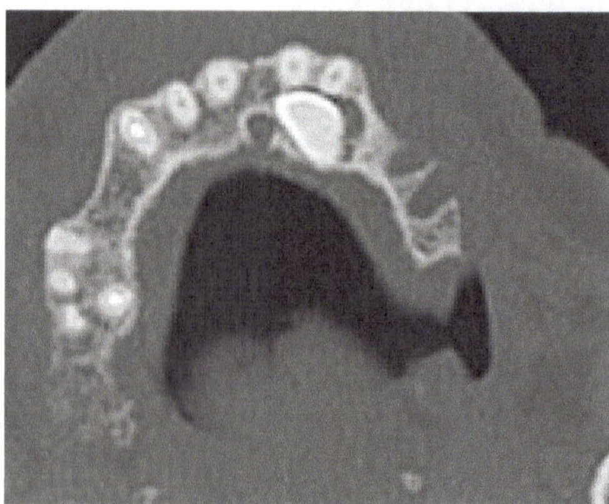

Figura 35 Sezione assiale dell'arcata superiore. Si documenta elemento 23 sovrannumerario, la cui corona appare in contatto con il canale naso-palatino

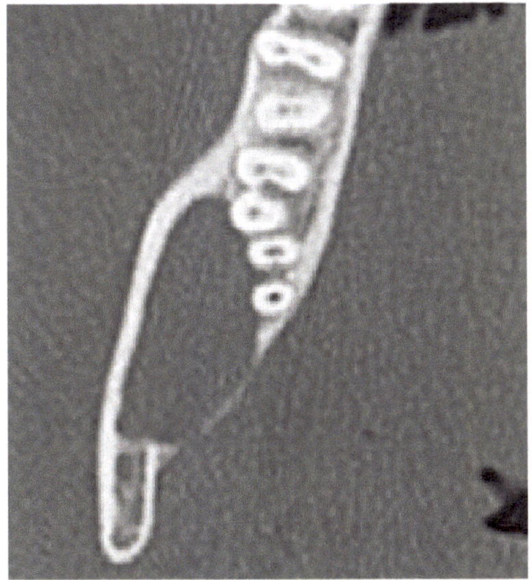

Figura 36 La sezione assiale dell'arcata inferiore documenta la presenza di lesione ovalare a contenuto omogeneo a densità idrica/sovraidrica che determina assottigliamento della corticale ossea sul versante linguale e coinvolge il canale osseo del nervo mandibolare che decorre sul versante vestibolare; il reperto appare risulta riferibile a formazione cistica

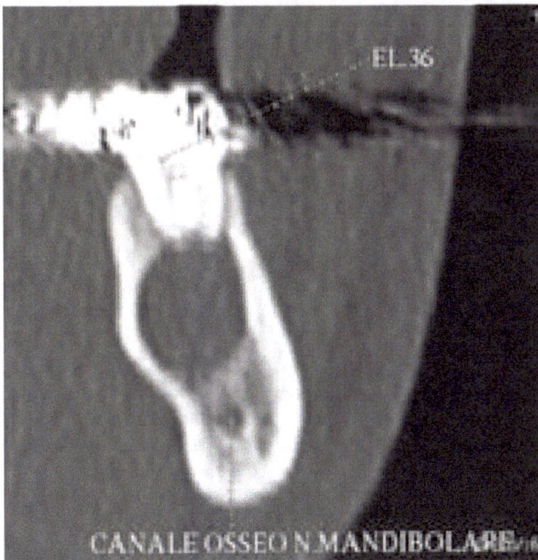

Figura 37 Ricostruzione MPR dell'arcata inferiore documenta formazione cistica che coinvolge gli apici radicolari dell'elemento 36 e non coinvolge il canale osseo del nervo mandibolare

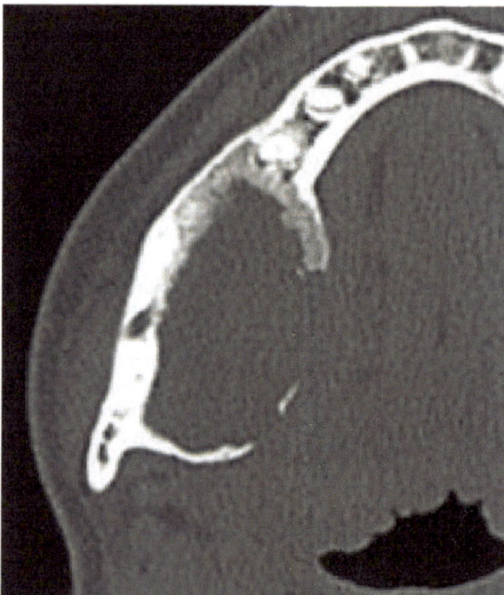

Figura 38 Sezione assiale dell'emimandibola destra dimostra la presenza di lesione a struttura mista che determina deformazione ed erosione della corticale ossea sul versante linguale e presenta reazione periostale periferica. Si tratta di ameloblastoma

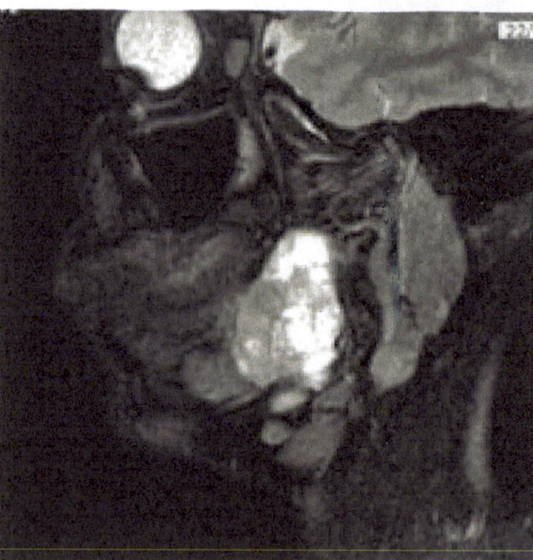

Figura 39 Studio RM dello stesso caso in Fig. 38. Sequenza SAG T2 FSE evidenzia la presenza di lesione cistica multiloculata dell'emimandibola destra e consente di descrivere con maggiore accuratezza rispetto alla TC i margini della lesione in modo da consentire un adeguato planning chirurgico

Scheda riassuntiva

1) Il Dentascan rappresenta l'indagine di secondo livello nella valutazione prechirugica delle patologie dell'arcata dentaria.

2) Le ricostruzioni radiali e MPR rappresentano un ausilio per una corretta programmazione dell'intervento chirurgico e nella descrizione delle caratteristiche anatomiche e morfostrutturali degli elementi dentari o delle patologie presenti, in modo da ridurre le possibili complicanze chirurgiche.

Bibliografia

1. Fanucci E, Leporace M, Di Costanzo G et al (2006) Multidetector CT and Dentascan software: dosimetric evaluation and technique improvement. Radiol Med 111:130–138

2. Diotallevi P, Moglioni E. (2009) Diagnostica per immagini in implantologia orale. CIC Edizioni Internazionali, Roma

3. Ludlow JB, Davies-Ludlow LE, Brooks SL, Howerton WB (2006) Dosimetry of 3D CBCT devices for oral and maxillo-facial radiology: CB Mercuray, NewTom 3G and i-CAT. Dentomaxillofac Radiol 35:219–226

4. Mezzanotte P (2005) Le indagini radiologiche pre e post-implantari. Masson, Milano

5. Scribano E, Ascenti G, Mazziotti S et al (2003) Computed tomography in dental implantology: medico-legal implications. Radiol Med 105:92–99

6. Marini M, Stasolla A (2002) Computed Tomography of dental arches with dedicated software: current state of applications. Radiol Med 104:165–184

7. Yanagisawa K, Friedman CD, Vining EM, Abrahams JJ (1993) DentaScan imaging of the mandible and maxilla. Head Neck 15:1–7

8. Diotallevi P, Moglioni E (2009) Diagnostica per immagini in implantologia orale. CIC Edizioni Internazionali, Roma

9. Mezzanotte P (2005) Le indagini radiologiche pre e post-implantari. Masson, Milano

10. Calgaro A, Bison L, Bellis GB, Pozzi Mucelli R (1999) Dentascan computed tomography of the mandibular incisive canal. Its radiologic anatomy and the therapeutic implications. Radiol Med 98:337–341

11. Scaravilli MS, Mariniello M, Sammartino G (2010) Mandibular lingual vascular canals (MLVC): evaluation on dental CTs of a case series. Eur J Radiol 76:173–176

12. Cova M, Ukmar M, Bole T et al (2003) Evaluation of lingual vascular canals of the mandible with Computed Tomography. Radiol Med 106:391–398

13. Frateiacci A, Grassi FR, Scortichini A, Petruzzi M (2007) Rielaborazione delle immagini della tomografia computerizzata. Italian Oral Surgery

14. Mezzanotte P (2005) Le indagini radiologiche pre- e post-implantari. Masson, Milano

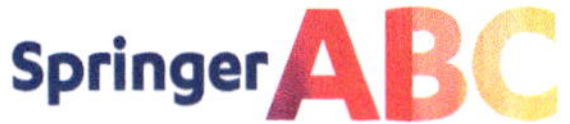

Della stessa serie

· **La colonscopia virtuale**
  Daniele Regge, Gabriella Iussich

· **La TCMD nel trauma ad elevata energia**
  Mariano Scaglione, Chiara Andreoli

· **L'angio-TC dell'aorta**
  Carlo Catalano, Alessandro Napoli, Beatrice Cavallo Marincola

· **La cardio-TC**
  Andrea Laghi, Marco Rengo